Dr Etienne AUSTIN

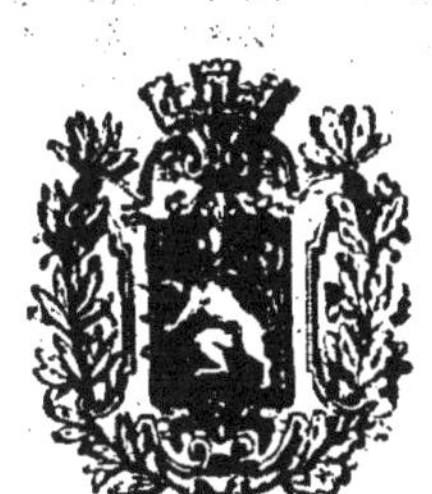

DES TROUBLES PSYCHIQUES D'ORIGINE THYROÏDIENNE ET DE LEUR TRAITEMENT CHIRURGICAL

A.-H. STORCK, ÉDITEUR
LYON

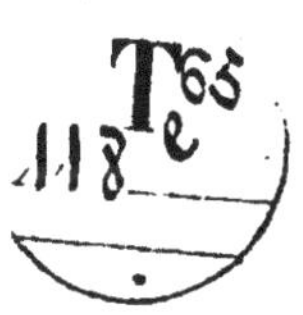

Dr ETIENNE AUSTIN

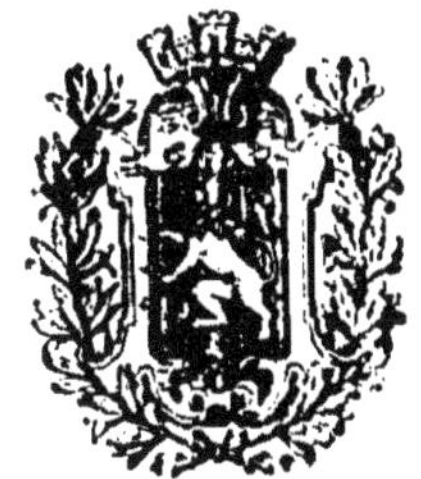

DES TROUBLES PSYCHIQUES D'ORIGINE THYROÏDIENNE ET DE LEUR TRAITEMENT CHIRURGICAL

A.-H. STORCK, ÉDITEUR
LYON

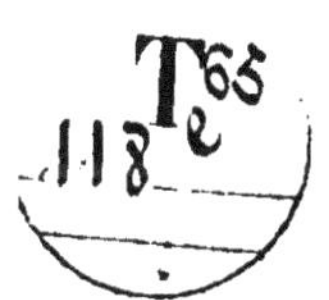

Dr Etienne AUSTIN

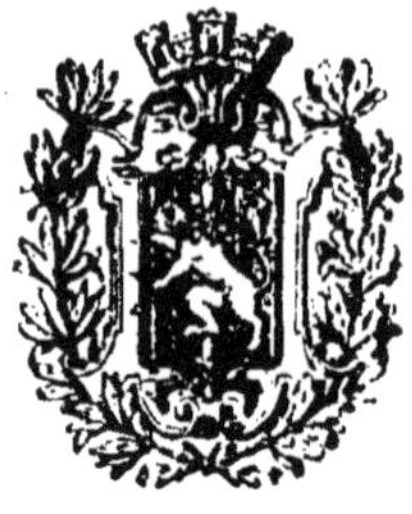

DES TROUBLES PSYCHIQUES D'ORIGINE THYROÏDIENNE ET DE LEUR TRAITEMENT CHIRURGICAL

A.-H. STORCK, ÉDITEUR
LYON

M. le professeur Poncet nous a accueilli avec cette bienveillance et cette bonté qui ont fait de lui un maître aimé entre tous. Il nous a confié le sujet de cette thèse et a daigné en accepter la présidence. Nous l'en remercions vivement.

M. le Dr Jaboulay, dont l'originalité créatrice nous avait enthousiasmé dès le début de nos études, a bien voulu s'intéresser à notre travail. C'est un honneur que nous savons reconnaître.

Nos remerciements vont aussi à MM. les Drs Rivière et Bérard qui comptent en chirurgie thyroïdienne parmi les plus brillants élèves de ces illustres maîtres et qui se sont mis aimablement à notre disposition.

INTRODUCTION

Au sortir de l'asile d'aliénés de Saint-Robert, avec l'intention arrêtée de faire une thèse de médecine mentale, nous sommes systématiquement venu en demander le sujet aux hôpitaux de Lyon.

Ainsi nous étions d'accord avec ce principe en apparence paradoxal : « La psychiâtrie doit chercher des malades dans les asiles et des fous dans les hôpitaux. » Le dernier procédé étant de beaucoup le plus facile.

La folie, en effet, n'est qu'un symptôme d'un trouble cérébral ; trouble anatomique (atrophie, destruction) ou physiologique (irritation, inhibition). Malheureusement c'est un symptôme à grand fracas, accaparant toute la scène, effaçant tous ses confrères, et l'on est vite tenté de ne s'occuper que de lui, oubliant la maladie primordiale et causale. Alors on étudie le délire pour lui-même et l'on en classifie minutieusement les formes. Or le délire est essentiellement variable suivant chaque individu, et il varie d'après des causes souvent extra-médicales : intelligence, instruction, éducation, milieu, etc. Le délire est plutôt quelque chose de social que de physiologique. Une classification neuropathologique basée sur lui est factice comme le serait une classification des maladies en général d'après, par exemple, la manifestation de la douleur. L'étude du délire est, certes, intéressante pour le psychologue, utile pour le médecin légiste, mais, seule, elle ne conduit pas au but suprême du médecin qui est de guérir.

Il faut donc chercher sous chaque état mental, surtout quand il n'y a pas insuffisance matérielle de cerveau, la cause du trouble de cet organe. Le médecin aliéniste, loin de se spécialiser de bonne heure dans les asiles et de s'y confiner ensuite, doit être avant tout un pathologiste consommé, plus perspicace encore que les pathologistes ordinaires. Les renseignements subjectifs manquant, on multipliera les signes objectifs, par l'examen de toutes les humeurs et de toutes les excrétions, non seulement urine mais encore fèces, sang, salive, sueur, lymphe, suc gastrique, liquide céphalo-rachidien, etc.; examen physique, chimique, bactériologique et toxique; par les procédés les plus subtils de la séméiologie : appareils enregistreurs, recherches électriques (potentiel, résistance), photographie avec ses raffinements, etc., etc.; par tous les moyens enfin, anciens ou nouveaux, connus ou à chercher.

Le séro-diagnostic, par exemple, découverte récente, trouvera son emploi dans certains cas dits de manie aiguë et qui se révéleront simples fièvres typhoïdes.

D'un autre côté, les hôpitaux nous permettront d'étudier les réactions psychiques dans les maladies bien diagnostiquées.

L'état mental d'un cardiaque n'est pas le même que celui d'un tuberculeux, en dehors de toute question sociale ; il y a des troubles cérébraux dans presque toutes les intoxications, que le poison provienne de l'extérieur (plomb, mercure, alcool, etc.) ou de l'intérieur (affections du rein, du foie, de l'estomac, de la thyroïde, etc.). Dans les hôpitaux ces troubles sont légers, ils sont donc réduits à leurs points essentiels, constants, caractéristiques et il est plus aisé de les étudier. Pour des raisons analogues, du reste, avant d'envisager la folie chez le dégénéré supérieur on doit l'étudier d'abord et successivement chez l'animal, l'enfant, le primitif et l'ignorant. Peut-être trouvera-t-on au fond que, philosophiquement parlant, tous les troubles psychiques se réduisent à deux ; l'excitation et la dépression, chercher plus loin c'est risquer de se perdre dans des détails secondaires.

Loin de nous la prétention d'émettre des idées nouvelles. Ces idées ont été mises en pratique par tous les grands aliénistes, Charcot, Westphall, Pierret pour ne citer que quelques noms ; pourquoi ne le sont-elles par partout ? L'autorité nous manque pour le dire.

Trop étroite spécialisation et défaut d'auditeurs à instruire dans les asiles éloignés des centres ; situation suffisante pour que l'asile soit un but unique et non comme l'hôpital un moyen d'acquérir science et clients ; guérisons moins attendues et moins désirées quelquefois par les proches ; enfin, par-dessus tout, encombrement de malades et installation scientifique parcimonieuse ; voilà des causes sur lesquelles nous ne saurions insister.

D'autre part, dans les hôpitaux on considère trop les sciences mentales comme tout à fait à part et peu utiles au praticien ; on déclare volontiers son incompétence en la matière : les troubles psychiques légers on ne les note guère dans les observations et quand ils sont graves, vite on expédie le malade dans un asile.

....

Le but de notre thèse est de chercher si l'on ne peut pas étendre encore dans l'asile le rôle non seulement du médecin mais aussi du chirurgien. Le sujet choisi était plein de difficultés. Il nous eût fallu plus de temps et d'expérience et nous n'aurons sans doute que la satisfaction d'avoir étudié pour notre propre compte une passionnante question.

CHAPITRE PREMIER

PHYSIOLOGIE THYROIDIENNE

Enumérer même sommairement toutes les observations et hypothèses faites sur la physiologie thyroïdienne serait long et fastidieux. Mais, après avoir lu les plus importants travaux, on peut sans doute se tracer un schéma provisoire de la question, schéma assez large pour cadrer avec les faits principaux, assez précis pour fixer les idées.

Le corps thyroïde joue divers rôles, un rôle mécanique d'abord, un ou plusieurs rôles physiologiques ensuite. Tous nos organes ont des fonctions multiples et si l'une est plus importante, elle ne doit pas cependant faire exclure les autres.

Rôle mécanique. — De tous les viscères, le corps thyroïde est peut-être le plus richement vascularisé. Situé sur le trajet des gros vaisseaux qui dirigent le sang vers l'encéphale ou l'en ramènent, il sert pour ce dernier de déversoir de sûreté. Pendant l'effort, alors que le thorax s'immobilise, que la glotte se ferme, que les vaisseaux du cou se gonflent, le sang pouvant s'accumuler dans le tissu nerveux délicat et friable y causerait de grands dommages. Heureusement, il se produit une dérivation du côté de l'éponge thyroïdienne.

Remarquons incidemment que le phénomène inverse peut se produire. Lorsque le cerveau altéré et atrophié utilise moins de sang, soit à cause de son imperméabilité, soit à cause de sa congestion passive, c'est le corps thyroïde qui en bénéficie et qui s'hypertrophie. Voilà déjà une des explications de ce goitre ultime fréquent chez les vieux déments.

Dans la station couchée, la thyroïde se gonfle encore et diminue la congestion qui tend à se produire au moins à la base du cerveau. Et comme elle comprime en même temps les carotides elle fait à la fois un diverticulum et une soupape de sûreté. Pendant la période de développement ce rôle mécanique aurait pour Maignien une importance spéciale en réglant le sens de la nutrition encéphalique. Chez l'enfant et chez le crétin, c'est la partie postérieure de l'encéphale qui est la plus volumineuse. Ce rôle mécanique, soutenu avec raison par Sanquiriko, Canalis, Liebermeister, Guyon, etc..., n'est pas le seul.

Dans une thèse récente sur le goître génital Tailhefer en a rattaché toutes les variétés à une cause unique : la congestion passive (d'origine menstruelle, puerpérale, ménopausique, etc.). C'est trop négliger la fonction glandulaire propre, laquelle tient le premier rang.

Rôle physiologique. — La thyroïde a été classée parmi les glandes vasculaires sanguines. On en a fait, Kocher surtout, un organe hématopoiétique comme le foie, la rate, la moelle osseuse. La leucocythose, l'hypoglobulie, les diverses altérations sanguines constatées dans le myxœdème (Lebreton, Vaquez, etc.) et dans le goître exophtalmique prouvent que la thyroïde a une influence sur le sang. Mais son rôle capital est son rôle sécrétoire. C'est au fond une glande en grappe ayant perdu ses conduits excréteurs et dont les acini terminaux sont devenus des vésicules closes (Guiart). Celles-ci distenuues laissent transsuder à travers leurs parois un produit colloïde qui se répand dans les espaces lymphatiques transformés ainsi en véritables canaux excréteurs de l'organe. Cette excrétion a été prise sur le fait dans les opérations sur corps thyroïdes actifs, chez des basedowiens par exemple. MM. Jaboulay et Poncet y ont insisté dans leur mémoire à l'Académie de médecine.

Dès que la substance thyroïdienne est mise à nu, on la voit partout couverte d'une sueur perlée; ce phénomène est si immédiat qu'on ne peut le croire produit par les manœuvres opératoires. On comprend plutôt que l'on a surpris à l'improviste ce qui se passait normalement dans la profondeur. Cette perspiration est très abondante et dure plusieurs jours pour cesser ensuite quand l'activité glandulaire a été troublée par l'exothyropexie.

Il serait indiqué de recueillir ce liquide pour l'expérimenter sur des animaux et l'analyser chimiquement ; on tirerait ainsi de l'opération une intéressante expérience de physiologie.

Ce qui prouve encore l'importance ici du système lymphatique ce sont ses dimensions. Le sac lymphatique périthyroïdien est d'après Renaut le plus vaste de l'économie; on ne lui en trouve de comparable que chez le bœuf. De plus on a remarqué souvent que les thyroïdiens avaient d'abord été des strumeux, présentant dans leur enfance un notable engorgement des lymphatiques cervicaux.

Toute glande qui fabrique un produit le fait aux dépens de matériaux premiers qu'elle soustrait à l'organisme pour les transformer. Par une économie savante elle utilise surtout les déchets, les poisons. D'où déjà une œuvre de dépuration.

Puis à la suite d'opérations successives et complexes la glande lance dans la circulation un ou plusieurs produits, résultats définitifs de son industrie. C'est l'œuvre proprement dite de sécrétion et d'excrétion.

La thyroïde, elle, d'après les idées modernes accumule lentement dans ses vésicules une substance colloïde ; elle réagit sur elle par sa sécrétion propre, en présence d'un ferment, et elle la transforme. Une fois transformée cette substance se répand par les vaisseaux lymphatiques où son action se manifeste lentement par la nutrition et le développement.

Le poison à détruire serait une albuminoïde phosphorée appelée par Noskine thyroprotéide et par Morkotoune thyro-nucléo-albumine ; le ferment serait un enzyme ; la sécrétion propre peut être appelée thyroïdine ou thyro-antitoxine (Frankel) ; et le produit final serait pour Baumann une substance iodée, la thyro-iodine. M. Renaut, pour ne pas préjuger de la composition chimique et ne considérer que le fait plus positif de la réaction histologique appelle la substance primitive chez l'adulte thyro-colloïne ; elle est colorable par l'éosine. Quand elle serait incomplètement neutralisée elle retournerait au type fœtal et deviendrait la thyromucoïne non colorable par l'éosine. Nous n'insistons pas sur ces noms provisoires de corps mal isolés et mal connus. Mais les noms pourront changer sans que peut-être la conception des faits se modifie sensiblement.

Cependant s'il était vrai que la thyroïde utilise l'iode de l'organisme pour faire de la thyro-iodine et si cette dernière était aisément décelable dans l'organisme, nous posséderions un moyen pratique de reconnaître l'insuffisance thyroïdienne ; moyen aussi précieux que celui de la glycosurie alimentaire pour l'insuffisance hépathique ; ce serait en quelque sorte l'iodurie alimentaire. On sait du moins que les altérations thyroïdiennes provoquent souvent une grande susceptibilité pour l'iode ; l'iodisme ne se rencontre guère que chez les goîtreux ; même des thyroïdes qu'on ne savait pas malades ont subi une poussée de tuméfaction à la suite d'une médication iodée, interne ou externe. Peut-être serait-il utile de faire des mensurations du cou précises, avant et après l'administration d'iode chez les malades soupçonnés d'insuffisance thyroïdienne.

Quelle est l'action utile ou nuisible des diverses substances dénommées plus haut ? Elle est complexe et insuffisamment connue. Mais nous retiendrons un point, important pour nous, c'est l'influence admise partout de ces substances sur le système nerveux central.

PHYSIOLOGIE PATHOLOGIQUE DES TROUBLES NERVEUX D'ORIGINE THYROIDIENNE

On peut considérer les troubles nerveux amenés mécaniquement par l'hypertrophie ou la sclérose de la thyroïde et ceux causés physiologiquement par l'insuffisance, la suractivité ou la perversion glandulaire. Au point de vue mécanique la thyroïde quand elle sera hypertrophiée produira une stase veineuse par compression directe et gène de la circulation en retour, d'où asphyxie des cellules cérébrales par l'acide carbonique. En comprimant également les carotides elle prive le cerveau antérieur de sang rouge, d'où nouvelle asphyxie par absence d'oxygène ; elle l'en privera encore en accaparant par son volume une trop grande quantité de sang.

Quand la glande scléreuse, calcaire même, est devenue imperméable, elle sera une nouvelle cause de congestion, active cette fois, du cerveau, en lui refusant son rôle de déversoir.

Les troubles respiratoires amenés par le goître réagiront sur le cerveau. On sait, en effet, que le dyspnéique ne peut pas fixer son attention. Dans l'attention on immobilise son thorax, on ferme la glotte et la bouche ; pour en avoir un exemple frappant, appelons vivement un chien qui halète, en lui montrant quelque chose, il rentrera aussitôt sa langue un instant. Dans plusieurs cas de polypes naso-pharyngiens obligeant le patient à garder constamment la bouche ouverte le développement intellectuel était rudimentaire, et il a progressé par la suite après l'ablation de la tumeur.

Nous arrivons au point de vue physiologique. Passons sur la fonction hématopoïétique. Evidemment si les éléments sanguins sont altérés on aura un trouble profond de la nutrition nerveuse. Les troubles toxiques voilà le point important et difficile.

Tout d'abord on peut imaginer des variétés multiples ou bien la glande fonctionnant normalement se trouve soudain envahie par un poison trop abondant qu'elle est incapable de neutraliser tout entier; ou bien le poison n'est pas trop abondant mais la glande faillit à la tâche. Dans les deux cas il y a excès dans l'organisme de toxique à détruire, de thyroprotéide, si l'on veut : il y a thyroprotéidisme.

On peut concevoir de même un excès de la sécrétion glandulaire propre, de thyroïdine, excès soit absolu soit relatif au défaut du poison qu'elle doit neutraliser : il y a thyroïdisme. Il peut se produire encore une diminution ou une altération du ferment enzyme et alors thyroprotéide et thyroïdine étant en quantité normale ne réagissent plus suffisamment l'une sur l'autre ; la glande lance dans l'organisme un produit de transition, incomplètement élaboré et toxique — il y a thyromucoïdisme par exemple — (employons ce mot pour n'en pas créer de nouveau). A ces trois empoisonnements on peut en ajouter un quatrième, le thyro-iodisme par suractivité vraie de la glande et surproduction du produit définitif. A la puberté, il y a sans doute thyro-iodisme passager d'où la fièvre de croissance, etc.

Mais en réalité les faits sont beaucoup moins simples, et nous ne devons pas avoir seulement ces quatre formes. Les trois substances de la réaction à faire : substance à neutraliser, substance neutralisante et ferment dont la présence permet cette neutralisation peuvent être chacune en quantité soit normale, soit insuffisante, soit excessive. L'algèbre nous dira que nous obtiendrons ainsi vingt-sept combinaisons, toutes théoriquement possibles et cliniquement observées sans doute, variant toutes par le résultat final. On devine ainsi mathématiquement le nombre des formes et degrés du trouble glandulaire.

Nous ne nous amusons pas à compliquer la question, nous cherchons à mettre en relief sa complexité naturelle.

Toute vérité est multiple et on la connait d'autant mieux qu'on en voit un plus grand nombre de faces.

Voici par exemple quelques formules :

II signifie normal ; — défaut ; + excès.

ÉTAT NORMAL	Thyroprotéide II Thyroïdine II Enzyme II	=	Thyro-iodine II
MYXŒDÈME	Thyroprotéide + Thyroïdine II ou — Enzyme II ou ±	=	Thyroprotéide + Thyro-iodine II ou —
BASEDOW	Thyroprotéide II ou — Thyroïdine + Enzyme II ou ±	=	Thyroïdine + Thyro-iodine II ou —

Parmi les vingt-sept formules analogues à celles-ci nous obtiendrons plusieurs fois comme résultat un excès simultané et de thyroprotéide et de thyroïdine. C'est dire que l'on doit s'attendre à voir en clinique myxœdème et maladie de Graves coexister et se mélanger. Félix a récemment étudié cette addition des deux syndrômes; elle est rare quand ils sont tous deux très accentués, mais à des degrés moindres cela est sûrement fréquent. Car en clinique bien des contradictions apparentes s'expliqueraient ainsi aisément.

Du reste il y a une véritable indépendance physiologique et pathologique entre les principaux lobes de la glande.

CHAPITRE II

TROUBLES PSYCHIQUES D'ORIGINE THYROIDIENNE

I. — TYPE MYXŒDÈME

Si nous faisons un tableau méthodique et complet de tous les troubles rencontrés dans le crétinisme et le myxœdème, nous montrerons l'action de la thyroprotéide pure sur l'organisme, comme par une expérimentation directe. Il nous suffira ensuite de souligner les caractères les plus constants de l'affection pour en déduire les divers degrés.

Assurément, cette façon de procéder est un peu schématique, par conséquent trop géométrique, trop définitive en une question encore si controversée. En revanche c'est la façon la plus claire de comprendre tous les faits.

Revillod n'a pas craint dans un congrès d'établir un parallèle et une opposition complète entre le thyroprotéidisme et le thyroïdisme. Nous nous appuyons sur son autorité.

La thyroprotéide agit sur l'économie tout entière soit directement sur chaque partie, soit indirectement par l'intermédiaire du grand régulateur : le système nerveux.

Le thyroprotéidisme est dû à l'insuffisance du parenchyme noble de la thyroïde, c'est-à-dire absence, atrophie ou dégénérescence (avec ou sans augmentation de volume). L'effet général de cet empoisonnement c'est le ralentissement de la nutrition et de la dénutrition. Etudions-en le détail.

Squelette. — Les os mal nourris se ramollissent — ils restent courts et se déforment — comme dans le rachitisme. Les fontanelles persistent longtemps ; le front est fuyant, la base du crâne arrêtée dans son développement modifie l'aspect de la face : le nez est camus, effondré à sa base, les pommettes sont saillantes, la voûte palatine ogivale.

Aux membres les os longs sont incurvés, les mains sont courtes et épaisses. Le thorax est resserré, le bassin rétréci.

Téguments. — Le tissu cellulaire est infiltré de sérosité, par stase circulatoire et rétention ou hyperproduction de mucine. La peau est écailleuse. La face devient lunaire; les paupières gonflées écrasent les yeux; au cou ramassé de pseudo-lipomes tremblotent; la teinte cutanée est cireuse, livide, les extrémités sont violacées. Cet épaississement des téguments simule une obésité précoce qui donne aux enfants un air d'importance comique (Voisin) ; les fillettes ressemblent à des matrones et les garçons à des pachas. — La résistance des parois abdominales étant diminuée, il se produit des hernies ; la hernie ombilicale est habituelle.

Les phanères sont troublés dans leur développement,

les cheveux sont gros, courts et raides ; les dents courtes absentes ou déformées, les ongles atrophiés.

La pigmentation est diminuée, irrégulière.

Le myxœdème n'épargne pas les muqueuses, la langue énorme tient à peine dans la bouche.

La muqueuse du palais, des joues et des lèvres est épaissie, il en est de même de celle du larynx d'où une voix rauque et stridente.

Circulation. — On constate dans le sang une diminution de l'hémoglobine, de l'hypoglobulie, etc... Le pouls est ralenti.

Température. — Hypothermie, cryesthésie.

Digestion. — Normale ou exagérée (gloutonnerie).

Respiration. — Diminuée.

Les glandes confédérées sont en général atrophiées (foie, testicule, rein) ou dégénérées (pituitaire, rate).

Les urines sont diminuées en liquide et en matériaux (urée, chlorures, phosphates) ; leur toxicité est augmentée.

Système nerveux. — Nous l'avons rejeté ici pour y insister davantage.

C'est une parésie de tout le système nerveux, qu'il soit incomplètement développé ou bien que les cellules soient engluées par l'œdème ou stupéfiées par le poison. La moelle est moins irritable, les réflexes sont abolis. On constate des anesthésies plus ou moins étendues. Les sens sont obtus ; l'acuité et le champ visuel sont moindres ; la surdité est fréquente, l'anosmie aussi, mais moins souvent remarquée : le goût est peu aiguisé et les malades mangent quelquefois les choses les plus répugnantes.

Le cerveau réagit mal. Toute opération intellectuelle est d'une extrême lenteur. Le crétin ne répond pas aux questions. Quand il sait parler et qu'il comprend, il faut l'exciter longtemps, l'interpeller d'une voix forte, le secouer vivement et après une longue attente, lorsqu'il aura comme concentré toutes ses forces cérébrales, il se décidera à émettre un monosyllabe. Si le myxœdème a été tardif, si le malade a été autrefois intelligent et instruit, ses réponses pourront être très sensées ; on sera tout étonné de les entendre d'un être apparemment si inférieur. Il y a donc parésie plutôt que perversion intellectuelle.

Tous les mouvements sont d'une lenteur de mollusque, c'est une répugnance invincible à faire contracter le moindre muscle. Le pouvoir inhibiteur est naturellement absent, et si l'individu peut être lancé enfin dans un acte, il ne saura pas se retenir. C'est ainsi qu'on note chez les demi-crétins des accès de fureur aveugle, de la dypsomanie, de l'onanisme, etc.

Voilà à peu près tous les symptômes possibles du myxœdème et du crétinisme. Evidemment ils ne sont pas tous d'égale fréquence et dans tous les cas d'égale intensité. L'infiltration des tissus est constante — elle se rencontre quel que soit l'âge d'apparition de la maladie ; — mais, à un faible degré on la confond avec l'obésité. La lenteur de réaction nerveuse est aussi constante ; puis viennent les troubles circulatoires et thermiques. Mais quand l'insuffisance thyroïdienne se sera manifestée pendant la période de croissance, nous aurons de plus des arrêts de développement osseux, nerveux, etc., et ces troubles seront d'autant plus accentués que l'affection aura été plus précoce.

Si nous supposons par exemple que la cause endémique (microbienne peut-être) du crétinisme ou qu'une infection maternelle (grippe, etc.), vienne atteindre le fœtus dès la vie intra-utérine, que la thyroïde ne se développe pas, et que, par complication, le thymus, qui la précède et la remplace provisoirement, soit lui-même altéré, nous aurons alors le maximum de symptômes. On a observé des cas de crétinisme fœtal.

Dans ces cas il y a ordinairement une prolongation anormale de la grossesse, 9 mois 1/2, 10 mois (Bourneville), sans doute par développement osseux insuffisant, de la tête surtout.

Certains auteurs n'admettent pas que la thyroïde puisse être totalement absente ; ils disent que la vie serait impossible et que dans les cas observés il y avait des parathyroïdes éloignées et inaperçues. Quoi qu'il en soit, dans plusieurs autopsies (Bourneville) on a recherché aussi soigneusement que vainement la thyroïde en son siège habituel. C'est au moins de cette anomalie que nous parlons. Quant à l'altération thymique, Verdan et après lui Ravé y ont beaucoup insisté. Ce dernier même prétend qu'elle est la seule cause du crétinisme vrai, et cela en comprimant par son hypertrophie le tronc brachio-céphalique gauche. Il y a probablement aussi des troubles toxiques, et la glande ne doit pas nécessairement être hypertrophiée, il suffit qu'elle soit fonctionnellement insuffisante. Au reste cette insuffisance ne saurait être complète sans porter atteinte à la vie même de l'enfant. L'enfant, donc, qui privé de glande thyroïde aura encore souffert de son thymus sera un crétin absolu.

Celui-ci est non seulement au dernier degré de l'échelle

humaine, mais on ne saurait le rapprocher que des êtres les plus inférieurs.

De Rœsch les appelait des « plantes humaines », *Pflanzenmenschen* ; encore n'ont-ils que les fonctions de nutrition (digestion, respiration) sans avoir celles de reproduction. Sans mouvements volontaires, ils restent dans la position qu'on leur donne. Jamais la moindre manifestation psychique, ni sourire, ni geste, ni désir. La nourriture qu'on leur ingurgite, ils ne l'avalent pas spontanément ; il faut la pousser assez loin dans le pharynx pour qu'elle tombe par son propre poids dans l'estomac. Ils rappellent la poule célèbre que Flourens avait privée de cerveau et on ne peut les conserver à la vie que par une attention de chaque instant.

De tels êtres sont rares, mais ils ont été observés. On les a classés jusqu'à présent dans les cas d'idiotie myxœdémateuse décrite par Bourneville. Cette affection est elle-même rare. Voisin, dans ses leçons de la Salpêtrière, n'en comptait que 35 cas. Mais depuis que l'attention des aliénistes a été éveillée sur ce point, chaque année on découvre dans les asiles des enfants diagnostiqués idiots simples et qui sont en réalité des crétins. La distinction cependant est importante pour le pronostic et pour le traitement. En mai 1895 Combe en a déjà compté 70 observations.

Tous les crétineux de Bourneville sont loin d'être aussi dégradés que le crétin absolu dont nous venons de parler. De plus, et c'est là un point capital, beaucoup d'entre eux se sont bien développés d'abord; ce n'est que vers l'âge où la thyroïde devient utile, vers deux ou trois ans, que son insuffisance s'est manifestée par le myxœdème. Cela nous fait donc dire qu'il y aurait lieu de distinguer les athyroïdiens en deux classes suivant qu'ils ont été indemnes ou non d'altération thymique. La symptomatologie de cette dernière est du reste à rechercher.

Les crétineux de Bourneville sont susceptibles d'affection ; ils peuvent s'intéresser à certaines choses et certaines gens. on peut en somme les élever. Le traitement thyroïdien médical a donné quelques bons résultats et nous verrons qu'il est à essayer du traitement chirurgical.

Nous arrivons au crétinisme tardif chez des gens d'abord normaux. Clouston l'a bien étudié au point de vue psychique (*J. of mental science* 1894). L'intelligence autrefois cultivée reste capable de logique, mais elle est affaiblie, torpide. Les sens troublés peuvent provoquer des hallucinations ; il y a quelques soupçons morbides, mais l'esprit n'est pas assez actif pour construire un délire de persécution systématisé.

La dépression tend quelquefois à la stupeur, qu'il ne faut pas confondre avec la mélancolie avec délire, angoisse, craintes chimériques.

L'esprit s'affaiblit progressivement mais sans atteindre à la démence vraie. Il semble que les éléments nerveux ont seulement plus de peine à réagir ; du reste la sensibilité périphérique étant émoussée l'excitation centripète est très amoindrie.

Mais un stimulant suffisamment fort et persévérant pourra tirer des réponses raisonnables d'un crétin dément. Les accès de fureur passagère de ces malades les ont quelquefois fait prendre pour des maniaques, et leur dypsomanie pour des alcooliques.

En résumé, il faut rechercher systématiquement, chez

les aliénés (1), le thyroprotéidisme avec ses deux caractères fondamentaux : infiltration des tissus, torpidité nerveuse. On pourra le trouver chez des malades étiquetés maniaques, mélancoliques, persécutés, idiots (2), déments, etc. On ne perdra pas de vue que cet empoisonnement peut être très atténué et qu'il peut se mélanger au thyroïdisme que nous allons étudier.

II. — TYPE BASEDOW

Nous admettrons avec la plupart des auteurs actuels l'origine habituellement thyroïdienne du goître exophtalmique. Mais cela n'entraîne pas la négation des autres origines possibles. De même qu'il y a un diabète hépatique, un diabète bulbaire et un diabète pancréatique rien n'empêche d'admettre des Basedow thyroïdien, bulbaire, et pituitaire par exemple ou thymique. Ce dernier serait supposé par ce fait que chez plusieurs basedowiens on a trouvé à l'autopsie une persistance avec hypertrophie du thymus.

En général, la thyroïde est atteinte quelle que soit

(1) Bruce et Macphail ont donné des tablettes thyroïdiennes aux aliénés les plus divers et ont obtenu des résultats favorables. Comme ces tablettes contiennent à la fois des principes opposés, et qu'elles peuvent agir et dans le myxœdème et dans le goître exophtalmique, ce traitement est aveugle et ne nous indique pas à quelle classe : thyroïdisme ou thyroprotéidisme, appartenaient ces aliénés. En tout cas il prouve l'influence de la thyroïde dans beaucoup de vésanies.

(2) En dehors des idiots myxœdémateux il y a un certain nombre d'idiots ordinaires qui ressortissent à une thérapeutique thyroïdienne. Telfort Smith qui en a essayé la description prétend qu'ils ont notamment le type mongol.

l'origine de la maladie ; si donc elle n'en est pas la cause première elle vient du moins l'aggraver par un véritable cercle pathologique. Certains auteurs admettant que la maladie de Graves est une névrose, lorsqu'ils la rencontrent avec une origine plus nettement thyroïdienne, en font une pseudo-maladie de Graves (Brühl, Duhamel). M. le professeur Pierret aime à critiquer de pareilles expressions. Il n'y a pas de pseudo-chose ; un fait existe ou n'existe pas, il ne devient pas un pseudo-fait parce que sa cause change. La maladie de Basedow n'est qu'un syndrôme de cause variable. Pour les détails secondaires cependant, ils diffèrent peu suivant la cause et il y a lieu d'en tenir compte pour le traitement, comme nous le verrons.

Procédons comme pour le myxœdème et cherchons à débrouiller le caractère général du thyroïdisme. Le thyroïdisme est dû à l'irritation ou à l'hypertrophie du parenchyme noble de la thyroïde (hypervascularisation ; cancer d'après Bard ; incitation nerveuse centrale ou périphérique, directe ou réflexe). Son action générale c'est une accélération de la nutrition et de la dénutrition — d'où une excitation générale et spécialement du système nerveux sympathique (1).

On pourrait sans trop s'éloigner de la vérité clinique

(1) Bienfait attribue tout le syndrôme de Basedow à l'irritation simultanée dans le bulbe (irritation directe ou par un toxique thyroïdien) des noyaux du pneumogastrique et du sympathique. M. Jaboulay admettant que le sympathique est l'intermédiaire obligé entre la cause pathologique et la production des symptômes a pensé que le meilleur moyen de supprimer ceux-ci est de réséquer le sympathique cervical. Cette méthode, malgré son apparente étrangeté, a donné de bons résultats. (Voir Gayet, *Lyon méd.* 1896.)

opposer trait pour trait le tableau schématique du goître exophtalmique à celui du myxœdème.

Squelette.— Les os se dénourrissent, leurs sels rentrent dans la circulation, et l'on voit survenir l'ostéomalacie (rare), tout au moins l'arthromalacie (fréquente) — quelquefois des fractures spontanées.

Téguments. — Le tissu cellulaire se résorbe — soit un amaigrissement profond ; l'orbite se creuse ce qui fait ressortir encore l'exophtalmie quand elle existe.

Les phanères s'atrophient, les cheveux sont fins et rares, les dents se carient.

Circulation. — Le sang consomme plus d'oxygène — hémorrhagies spéciales : purpura, etc. Quelquefois chlorose. Pouls notablement accéléré. Tachycardie. Angine de poitrine.

Température. — Hyperthermie, bouffées de chaleur, recherche du poids.

Digestion. — Hyperchlorhydrie, dyspepsies, ptoses.

Respiration. — Dyspnée.

Glandes confédérées, souvent hypertrophiées au moins le foie. Ovaire, testicule surexcités au début ; mais pour ces glandes à fonctionnement intermittent c'est une loi générale que la suractivité soit rapidement suivie d'impuissance.

Urines. — Augmentation du liquide et de ses matériaux (urée, chlorures, phosphates d'où phosphaturie et secondairement glycosurie, albuminurie). Toxicité spéciale (Boinet et Silbert).

Système nerveux. — D'une façon générale c'est une excitation désordonnée de tout le système nerveux. Les réflexes sont souvent exagérés; on observe des vertiges, des migraines, des céphalalgies, des névralgies, des crampes, etc. Les sens sont troublés: phosphènes, bourdonnements d'oreille, etc.; sensation d'ivresse. La nuit insomnie, cauchemars.

On a noté souvent dans le goître exophtalmique (Raymond Martin) des signes associés d'hystérie, de neurasthénie, de chorée et même d'épilepsie.

Est-ce une simple coïncidence, étant donnée l'hérédité nerveuse souvent chargée de ces malades? Peut-être; en tout cas, tout nous porte à admettre que le thyroïdisme est souvent la cause occasionnelle, tout au moins aggravante de ces manifestations. Du reste en dépouillant les observations on trouve quelquefois que les prétendus signes d'hystérie appartiennent plutôt à la névrose d'angoisse que Freud (1895) et d'autres auteurs en ont bien distinguée. En disant que l'hystérie peut tout imiter on y fait parfois tout rentrer.

La névrose d'angoisse est simplement l'exagération et la persistance de cet état physiologique et psychique que donne passagèrement une grande crainte. Que ce soit le trouble psychique ou le trouble physiologique qui commence, le résultat est le même.

Dans la maladie de Basedow, les palpipations bruyantes au point de provoquer l'insomnie, la sensation obsédante d'étouffement, la lipothymie, la terreur d'une mort qui semble imminente, tout cela tend à produire la lypémanie anxieuse. C'est un état mental analogue à celui des aortiques et précisément M. Renaut a démontré que les basedowiens réalisaient le type circulatoire céphalique des aortiques. Qu'on ajoute les hallucinations variées ; dans ce cas, contrairement à la règle générale, elles sont plus fréquemment de la vue que de l'ouïe ; et l'on pourra arriver à la folie complète.

Nous avons noté personnellement des hallucinations génitales très nettes, chez une jeune fille au moins, lesquelles peuvent s'expliquer par des troubles génitaux fréquents dans cette maladie.

L'irritabilité idiopathique qui se manifeste d'abord par de simples troubles de caractère, pourra aller jusqu'à l'accès de manie. La maladie de Basedow est une colère perpétuelle, disait Trousseau, et inversement le coléreux avec son cou gonflé, ses yeux saillants, ses gestes tremblants et les battements précipités de son cœur est presque un basedowien passager. Le basedowien a ordinairement quelque chose d'effrayant, de médusien dans la physionomie. Même quand il n'y a pas d'exophtalmie, l'œil est tragique (Marchal de Calvi), il a un éclat et une mobilité étranges. Aussi quand on se borne à noter dans une observation : pas d'exophtalmie cela est tout à fait insuffisant et peut faire méconnaître des maladies de Basedow.

Mande a observé vingt personnes atteintes de goître exophtalmique dans sa clientèle, il les a jugées toutes folles, à des degrés divers. Toutes avaient de la faiblesse irritable avec ses conséquences multiples (colère, soupçons morbides, frayeurs irraisonnées, déséquilibre prolongé au moindre choc, etc.), puis cette instabilité mentale particulière que Russels Reynols a appelée une « chorée d'idées », les idées se succèdent si rapidement qu'elles s'entrechoquent et se confondent en simulant l'incohérence. Aucun de ces malades n'avait de stigmate d'hystérie.

Ces deux caractères : irritabilité nerveuse, instabilité intellectuelle, sont le fond du basedowisme, on en peut déduire aisément toutes les conséquences de détail.

N'oublions pas que les symptômes de thyroprotéidisme et de thyroïdisme peuvent se mélanger. Dans les cas observés on a plus souvent noté des signes d'excitation que des signes de dépression. Ils pouvaient coexister ou tout au moins alterner, mais sans doute que les premiers ont frappé davantage l'attention.

CHAPITRE III

TRAITEMENT CHIRURGICAL

Assurément le traitement chirurgical n'est pas à préconiser pour tous les cas ni d'une façon définitive pour quelques-uns. Il est toujours plus acceptable quand on le peut de guérir par une potion ou une injection que par le bistouri.

Mais, dans le cas particutier, le traitement médical est long et incertain. Pour ne parler que de l'opothérapie thyroïdienne, que de contradictions ! Puisque l'on admet que sont emmagasinées dans les vésicules thyroïdiennes plusieurs substances d'effets contraires, il faudrait d'abord isoler ces substances et les administrer isolément suivant leurs indications respectives.

Donner simultanément toxine et antitoxine est peu rationnel. Cette arme à double tranchant pourra faire du mal et du bien dans les cas les plus opposés.

Par les procédés de trituration des thyroïdes de mouton on obtient des produits pharmaceutiques très divers suivant le fabricant, suivant l'animal et même suivant le boucher. Car celui-ci fournit quelquefois des glandes salivaires au lieu de thyroïdes; l'erreur facile a du reste été commise par des physiologistes (Kauffmann).

La chirurgie thyroïdienne a obtenu des effets plus complets.

Comment le chirurgien agit-il sur le corps thyroïde ? D'un grand nombre de façons.

Il peut exciter la vitalité du tissu glandulaire atrophié, soit par une irritation immédiate ; action de l'air, du pansement, du massage direct, de corps étrangers aseptiques, etc., soit par une augmentation de l'irrigation sanguine : ruptures d'adhérences, décompression des vaisseaux, etc.

Il peut favoriser l'absorption des produits sécrétés ou bien en désobstruant le système lymphatique sclérosé (canal excréteur vrai) ; ou bien en permettant la pénétration directe par les vaisseaux ouverts de cette sécrétion dans le sang (dangereux).

Au contraire, il pourra diminuer la vitalité cellulaire en réduisant l'irrigation sanguine (section, ligature des vaisseaux), ou en isolant la glande du système lymphatique (une glande s'atrophie quand on supprime les débouchés de ses sécrétions). L'effet sera maximum si on va jusqu'à luxer au dehors tout ou partie de l'organe.

De cette façon encore, il diminuera l'absorption en créant une véritable fistule qui déchargera au dehors les produits thyroïdiens.

Enfin, les parties dégénérées dont la fonction est nulle ou pervertie et dont le volume gêne mécaniquement pourront être enlevées.

Toutes ces opérations et fractions d'opérations : thyroérethisme ; exothyropexie, thyroïdectomie, strumectomie, etc., etc., ont leurs indications et leurs contre-indications.

OBSERVATIONS

Observation I

In thèse de Ravé (résumée)
(Semi-crétinisme ; atrophie thyroïdienne ; thyro-éréthisme : guérison)

Virginie X..., âgée de 12 ans, née en Savoie.

Antécédents héréditaires ou personnels peu importants ; on note cependant qu'à l'âge d'un an l'enfant aurait eu à la nuque deux abcès qui suppurèrent pendant dix-huit mois.

Les deux années qui suivirent, elle cessa de se développer et marcha difficilement. Puis guérison apparente et tout rentre dans l'ordre. Pourtant l'intelligence laissait à désirer, l'aspect extérieur changeait progressivement et les parents se décident à l'amener à la Charité.

Le 3 septembre 1893. — On constate un bon état général, mais on est frappé de la torpeur intellectuelle. La malade ne répond pas aux questions et paraît ne se souvenir de rien. Le palper ne permet pas de percevoir le corps thyroïde.

Nez camus, paupières pâles, tissus myxœdémateux, mains épaisses et maladroites, parole difficile malgré que la langue ne soit pas tuméfiée, on a au moins des signes de demi-crétinisme.

Température normale.

Les injections de suc thyroïdien sont essayées ; M. Weill en fait 19 de 1 cent. cube chacune sans résultat. Trois mois après son entrée à la Charité, la malade va dans le service de M. Poncet, à l'Hôtel-Dieu, qui tente sur elle le thyro-éréthisme.

Le 27 décembre 1893. — M. Poncet après avoir découvert la substance thyroïdienne atrophiée et ratatinée, y introduit de petites tiges aseptiques d'ivoire, pour l'irriter et exciter la vitalité.

Cinq jours après l'opération la malade se lève et sa face est moins pâle, moins bouffie.

Quatre mois après c'est une transformation complète : plus d'œdème des joues, des lèvres, ni des paupières, rien également aux membres et aux mains.

Les troubles de la parole ont disparu, l'enfant est vive, gaie, répond nettement aux questions.

Elle est même espiègle, fait des niches à ses compagnes, invente des amusements, habille des poupées, etc.

Nous voyons donc que malgré la précocité de l'affection (vers deux ans), malgré le trouble du développement cérébral, l'opération a amené une prompte amélioration. Cela prouve combien le crétinisme est d'un meilleur pronostic que l'idiotie vraie, avec lésions profondes de la substance corticale.

Dans l'observation qui va suivre la maladie a débuté plus tard, le cerveau s'est développé. On ne constate qu'une perversion morale, qu'on aurait pu appeler vice, et dont on aurait pu croire la malade responsable.

Observation II

MM. Roques et Poncet — *Lyon médical*, avril et juin 1893.
(Troubles myxœdémateux, perversion morale ; atrophie thyroïdienne ; thyro-éréthisme ; amélioration prolongée.)

Jeune fille de 14 ans, entre à la Charité dans le service de M. Roques en 1890.

Aucun antécédent héréditaire : parents bien portants, quatre frères et sœurs aussi. Aucune tare nerveuse d'aucun genre dans la famille ; ni syphilis, ni tuberculose Elle a l'aspect d'une fillette de huit à neuf ans, petite, bien musclée cependant. L'affection avait débuté à l'âge de six ans à la suite d'un traumatisme (?) Ses mains ont gonflé d'abord, puis ses bras et ses jambes. La face s'est déformée, le nez s'est effondré sans cause apparente; les lèvres sont grosses, les yeux enfoncés; le visage est très pigmenté et la peau adhérente empêche toute expression de la physionomie. Le ventre est gros, le foie nettement hypertrophié : il y a incontinence nocturne d'urine. La malade n'est pas réglée et n'a pas de poils au pubis ni aux aisselles.

Cheveux roux et durs. Fontanelles fermées. La nutrition se fait bien.

Aucun phénomène hystérique; pas de troubles de la sensibilité.

Au point de vue psychique, cette jeune fille qui dans son enfance était douce et obéissante est devenue vicieuse peu après le début de son affection, elle est kleptomane et a volé toutes ses compagnes à la Charité. Malgré son retard de développement génital, elle est masturbatrice et provoque les garçons. Elle s'est échappée de chez ses parents et de trois pénitenciers. Dans un état habituel de paresse et de torpeur elle a de temps en temps des accès passagers de colère et bat ceux qui l'approchent.

Après deux mois de mise en observation, M. Poncet se décide à l'opérer et pratique la simple mise à l'air de son corps thyroïde atrophié, sans introduction de corps étranger.

On recouvre immédiatement le glande d'un pansement iodoformé.

Peu de jours après le myxœdème a disparu. La malade est devenue docile. Bientôt elle paraît convertie. Gardée dans le service pendant plusieurs mois elle se montre active, intelligente, laborieuse. On n'a pas un seul vol à lui reprocher.

L'amélioration psychique correspondant avec l'amélioration physique était certainement due à l'opération. Elle a persisté pendant deux ans, mais pour être complètement véridique, nous devons ajouter que récemment cette jeune fille âgée de dix-sept ans et bien développée est partie de chez ses parents pour mener une conduite déréglée. Est-ce une récidive? Cela n'est pas sûr.

A propos du diagnostic de myxœdème chez cette malade,

M. Roques a émis l'opinion que beaucoup d'aliénés avec œdème chronique ou sclérodermie sont peut-être des thyroïdiens.

Cela vient très heureusement confirmer nos idées.

Observation III

In thèse Ravé

X..., seize ans, de Villié-Morgon (Rhône).

Gros goître charnu. Bon état général.

Le malade a de la peine à parler, il ne comprend pas, a l'air hébété, ahuri.

M. Jaboulay pratique l'exothyropexie. Au bout de peu de jours l'intelligence se développe, il devient vif, enjoué. Ses parents ne le reconnaissent plus.

Observation IV

Dr Neudoerfer. — *Wiener medicin Press* 1892
nos 8 et 9 et *Gaz. méd.* Paris 1892.
(Crétinisme. – Goître. – Thyroïdectomie partielle. – Guérison)

Jh. dix-neuf ans, développement corporel d'enfant de douze ans. Face glabre ; organes génitaux atrophiés. La figure a une expression frappante de sénilité. Idiotie complète, on ne peut tirer de lui le moindre renseignement.

On pratique la thyroïdectomie partielle d'une néoplasie adénoïde, ayant le volume d'une pomme et occupant tout le lobe droit de la glande.

Dès le quatrième jour après l'opération le malade jusque-là morose devient gai, il rit, s'intéresse à ce qu'on dit et ce qu'on fait autour de lui ; il est en passe de devenir un homme intelligent.

On note que le frère du malade, actuellement intelligent, avait été arrêté dans son développement intellectuel jusqu'à ce qu'on l'ait opéré aussi d'un goître.

Observation V

J. Wolff. *Berliner Klin. Woch.* 1892
(Demi-crétin, goître, thyroïdectomie, progrès intellectuel)

Homme trente-quatre ans, peu intelligent et sourd, goître volumineux. On lui fait l'ablation d'une portion dégénérée de la thyroïde pesant 260 grammes.

Six ans après il est revu, il a sensiblement gagné en activité intellectuelle, il a même fondé une entreprise de tapisserie qui est en bonne voie.

Observation VI

(Demi-crétinisme ; exothyropexie ; guérison).

M. J... de Montrottier (Rhône). Entré le 2 janvier 1893, quinze ans, mais peu développé, on lui en donnerait douze. Intelligence faible.

Goître charnu, surtout droit, datant de cinq ans. Circonférence du cou : 44 centimètres. Dyspnée nocturne.

5 janvier. — Exothyropexie par M. Jaboulay.

8 janvier. — Epistaxis très abondante; puis période d'agitation alternant avec l'hébétude qui se poursuit les jours suivants. Refus d'aliments. Amaigrissement.

Temp. = 39°, 39°6. Cependant pas d'iodisme (réaction au calomel).

18 janvier. — Température redevenue normale.

1er février. — L'appétit renaît. Le malade est gai et plus ouvert.

1er mars. — L'état général s'est transformé, l'intelligence s'est développée ; jusqu'aux cheveux qui de blonds sont devenus presque bruns. Sortie. Circonférence du cou : 31 centimètres.

Octobre 1896. — Trois ans après opération. — L'état général a continué de s'améliorer. Aujourd'hui l'ancien crétineux est un garçon vigoureux de 1 m. 63 de haut, bien musclé; il répond sans hésitation et avec une certaine intelligence aux questions qu'on lui pose.

Ni tétanie, ni myxœdème.

Observation VII

Choupin. *Loire médic.* 15 mars 1892.

(Goître. Affaiblissement intellectuel très marqué. Thyroïdectomie.)

D... Catherine, quarante ans, célibataire. Entrée le 9 novembre 1891 dans le service hospitalier du Dr Blanc à Saint-Étienne.

Goître kystique énorme ayant débuté il y a dix ans.

Depuis quelques années la déchéance intellectuelle, qui avait toujours été en progressant, est devenue telle que la malade a dû quitter son métier de couturière. Sans aucun moyen d'existence elle est maintenant mendiante.

21 novembre 1891. — M. Blanc ponctionne le kyste et en retire 500 grammes d'un liquide séreux et jaunâtre. On l'incise et on trouve une énorme accumulation de végétations molles, constituées par une multitude de loges remplies la plupart d'une gelée jaunâtre. Ablation de la poche; il reste à gauche une portion thyroïdienne intacte.

Le soir de l'opération agitation, délire, température 39°6.

22 novembre. — Agitation continue, la malade veut défaire son pansement et sortir; température 38°3 le matin, 40°3 le soir.

24 novembre. — Idée fixe de défaire son pansement et de partir, fièvre diminue lentement jusqu'au 8 décembre.

1er mars 1892. — Trois mois après l'opération.

L'état général est excellent. Aucun symptôme de myxœdème. Surtout l'intelligence s'est très manifestement améliorée et les photographies annexées à l'observation montrent un progrès énorme, la physionomie renfrognée et stupide avant est après riante et intelligente.

Observation VIII

Pr Poncet. *Lyon médic.* 14 mars 1893.

J. H..., vingt ans, de la Haute-Loire. Goître énorme datant de sept ans. Circonférence cervicale, 42 centimètres. Accidents de suffocation.

Le malade a l'aspect infantile. C'est un crétineux très net. Il ne répond pas aux questions.

4 mars. — Exothyropexie.

Fièvre thyroïdienne (39°-40°) pendant huit jours. Agitation, tachycardie. Puis le goître s'atrophie progressivement.

L'état mental subit une transformation prononcée. Le jeune homme perd son aspect crétinoïde, devient intelligent et débrouillard; cinquante jours ont suffi pour produire ce résultat psychique appréciable.

Observation IX

Haskovec. *Gaz. des hôpitaux*, 1895.

(Goître exophtalmique. Irritabilité grave. Thyroïdectomie. Guérison.)

O. M..., vingt ans, institutrice. L'affection date au moins de trois ans. Exophtalmie prononcée ; tachycardie intense, tremblements ; goître assez gros. Le caractère était devenu extrêmement irritable au point que sa profession lui était devenue insupportable et que tout travail lui était impossible.

On pratique une thyroïdectomie partielle. Les quelques jours qui suivent fièvre thyroïdienne, agitation, etc. Quelques mois après l'opération les symptômes cardiaques et oculaires ont disparu, le tremblement des mains aussi.

« Mais ce qui est le plus frappant, dit Haskovec, c'est que son état psychique s'est beaucoup amélioré, et qu'elle n'est plus irritable comme avant l'opération. »

Observation X

En partie in thèse de Bérard

(Goître. Lypémanie. Strumectomie. Guérison).

C..., Marie, institutrice à Charlieu (Loire), vingt-trois ans. Entrée 9 avril 1896.

Goître depuis l'âge de quatorze ans. Augmentation notable à l'âge de vingt-deux ans, à la suite d'une opération de l'anus sans anesthésie où la malade avait beaucoup crié. Goître polykystique du volume d'un œuf. Pas de troubles fonctionnels. Ce qui frappe le plus c'est l'agitation continuelle, et la perplexité extrême où se trouve la malade. Elle pousse des cris et des gémissements chaque fois qu'on veut l'examiner. Le jour de l'opération il fallut lutter avec elle pour la conduire dans la salle d'anesthésie.

L'énucléation intra-glandulaire du kyste fut facile et donna peu de sang.

Suites simples. Fièvre thyroïdienne pendant cinq jours. Mais, chose remarquable, le calme revient presque aussitôt après l'opération, plus de pleurs, ni de craintes folles. La malade, très intelligente du reste, devient subitement tranquille et raisonnable.

Elle reprit bientôt son service d'institutrice, et en octobre 1896 on apprend que la guérison persiste.

Observation XI

En partie in thèse de Bérard.

(Goître. Mélancolie typique. Strumectomie. Guérison.)

M..., Marie, quarante-neuf ans, de Rabligny (Loire). Entrée le 10 avril 1896 dans la clinique du professeur Poncet.

Goître datant de l'adolescence, a augmenté brusquement de volume après trois accouchements — et de parenchymateux est devenu kystique. Accidents trachéaux; céphalée menstruelle.

On ne note pas le syndrome basedowien classique, cependant le regard est sauvage, il y a une anxiété intense, un amaigrissement considérable depuis un an, et surtout une excitation mentale particulière.

Depuis de longues années, six ans au moins, la malade était en proie à des idées tristes; souvent ses enfants avaient craint qu'elle ne se suicidât. Elle ne fit cependant jamais de tentative nette, son instabilité mentale ne lui permettant aucune préméditation.

A l'hôpital elle pleurait et gémissait sans cesse; elle craignait d'être damnée, voulait faire un pèlerinage à Rome pour obtenir sa guérison. Le jour même de l'opération elle passa deux heures à genoux en prière dans la salle. Son irritabilité était telle qu'un rien, une parole, un bruit inopiné la mettait soudain dans un état de surexcitation qui persistait longtemps après.

21 avril. — Ponction et énucléation de la poche kystique. Pas de complications.

Dès le lendemain de l'opération la malade avait retrouvé un calme dont elle n'avait pas joui depuis longtemps. Toutes ses idées noires se sont envolées, elle cause raisonnablement.

En mai la guérison est complète, la malade sort.

Au mois de juillet, elle donne de ses nouvelles qui sont de tout point excellentes.

Cette observation et la précédente considérées au point de vue mental sont inédites, elles provoquent plusieurs remarques.

D'abord, bien qu'on n'y trouve pas les symptômes classiques du goître exophtalmique, les manifestations nerveuses et mentales suffiraient par leur netteté à préciser le diagnostic. Il s'agit de thyroïdisme tardif, de maladie de Basedow greffée sur un goître ancien. Cette dernière particularité prouvait l'origine thyroïdienne et l'intervention n'en était que plus justifiée.

Il ne s'agissait pas de goîtres charnus et très vasculaires, aussi l'opération a-t-elle été simple et sans complication. Il aurait été intéressant d'expérimenter le contenu de ces kystes sur des animaux pour savoir le degré et la nature de leur toxicité.

Nos deux malades auraient pu être considérées simplement comme folles et enfermées dans un asile ; d'autant plus que la première n'avait pas de troubles fonctionnels locaux et la seconde n'en avait que depuis peu.

Chez ces deux malades on n'a pas noté les antécédents nerveux, mais auraient-elles été des dégénérées que leur affection thyroïdienne était au moins la cause occasionnelle de leur folie. La chirurgie l'a prouvé.

INDICATIONS ET CONTRE-INDICATIONS OPÉRATOIRES

Nous nous guiderons sur la nature de l'affection thyroïdienne et sur l'intensité des troubles mentaux.

THYROPROTÉIDISME

Atrophie thyroïdienne. — On ne voit guère d'autre traitement possible que l'irritation directe. L'opothérapie actuelle est incertaine, dangereuse ou trop longue. Dans l'observation I elle n'a rien fait ; — peut-être les produits ingérés ne sont-ils actifs que grâce à un fonctionnement relatif de la thyroïde à laquelle ils viennent en aide mais qu'ils ne peuvent suppléer complètement.

La médication thyroïdienne a donné lieu par son emploi prolongé à des troubles cardiaques et nerveux graves ; or dans ce cas précisément il faudrait la continuer indéfiniment et établir pour la vie une « ration d'entretien ». Cela est du reste peu facile à pratiquer.

On peut objecter au procédé des tiges d'ivoire cette loi de physio-pathologie qu'une irritation étrangère amène plutôt dans un organe l'hypertrophie des tissus de soutien secondaires que le développement du parenchyme glandulaire noble. Les observations cependant prouvent que celui-ci existe ; l'hypertrophie conjonctive existe sans doute aussi ; en tout cas elle est tardive. Le bénéfice de l'opération peut durer longtemps, il permet au moins le développement de l'enfant, ce qui est le principal. Plus tard chez l'adulte la sclérose thyroïdienne sera moins grave. D'ailleurs le thyro-éréthisme ne comprend pas que ce procédé mais encore et plus simplement le massage direct, la mise à l'air de la glande, la décompression vasculaire, l'irritation par un pansement iodoformé, la libération du système lymphatique obstrué, etc.

Dégénérescence thyroïdienne et goître. — Passons sur les indications évidentes (suffocation, etc.). Mais on opérera encore uniquement parce que le malade sera un crétin : le rendre à la vie sociale est un assez beau résultat par lui-même.

Nous avons vu les bons effets psychiques de l'opération qui supprime la dyspnée d'effort empêchant l'attention, qui rétablit une bonne circulation cérébrale et qui évacue les collections de toxines thyroïdiennes. Les ouvrages de chirurgie donnent les indications respectives de ces diverses opérations, thyroïdectomie, strumectomie, exothyropexie, etc. Cette dernière est surtout indiquée quand le goître est charnu et très vasculaire ; elle amènera son atrophie directe ou sa transformation kystique, dans ce second cas l'ablation secondaire sera moins dangereuse que la thyroïdectomie d'emblée.

THYROIDISME

Ici les indications sont plus délicates à établir. Les statistiques les plus flatteuses donnent 18 à 20 p. 100 de morts opératoires (Heindenreich).

Allen-Star en a eu 34 sur 100 opérés.

Mais le dépouillement des observations est autrement intéressant que les statistiques brutes.

(Voir Poncet et Brissaud : *Méd. mod.*, 1894. — Debove : *Soc. méd. des hôpit.*, janvier 1897).

La conclusion qui s'en dégage et paraît admise par les auteurs (Marie, etc.) est celle-ci : il importe beaucoup de distinguer les formes du basedowisme d'après l'origine et la prédominance bulbaire ou thyroïdienne.

Soit un malade à graves antécédents névropathiques ; chez qui le syndrome de Basedow a débuté brusquement à la suite d'une émotion par exemple ; qui présente surtout des phénomènes médullaires et cardiaques intenses ; dont le corps thyroïde, sain tout d'abord, ne s'est que secondairement congestionné : un tel malade ne sera guère justifiable d'une opération sur la thyroïde. Cependant la section du sympathique cervical, opération de M. Jaboulay 1896, serait mieux indiquée ici (1).

Soit au contraire un ancien goitreux, non névropathe, dont le goitre nettement dégénéré et kystique s'est brusquement accrû ; qui présente à la suite des symptômes basedowiens, mais dont le cœur garde un calme relatif, dont l'exophtalmie et le tremblement sont peu intenses : ce malade tirera un grand bénéfice d'une opération.

Celle-ci devra, dans tous les cas, être conduite avec une prudence particulière, pour éviter toute auto-intoxication ; il faut agir avec les mêmes précautions que dans les interventions pour tuberculoses locales par exemple.

En effet les accidents si souvent observés après les opérations thyroïdiennes, accidents qui dans certains cas ont entraîné la mort, sont attribués actuellement, surtout par l'École lyonnaise, à la décharge brusque dans le sang de poisons thyroïdiens. Pour éviter ces poussées de basedowisme suraigu, il faut ouvrir le moins de vaisseaux possible, détacher avec le doigt la glande de son sac lymphatique, et évacuer au dehors ses produits par l'exothyropexie ou l'énucléation de ses kystes. L'habileté personnelle du chirurgien et son habitude de ce genre d'intervention ont ici une importance capitale.

Quelquefois une opération en apparence insignifiante

(1) M. Jaboulay préconise cette intervention dans tous les cas (*Lyon méd.*, février 1897). Assurément il y a cercle pathologique entre le bulbe et la thyroïde et en agissant sur l'un quelconque des deux, on agit sur l'autre. Cependant le point de départ peut être plus ou moins nettement d'un côté : on s'adressera donc au côté qui a commencé et qui est le plus atteint. Quand c'est la thyroïde, il semble simple d'intervenir sur elle : mais quand c'est le bulbe, il faut se rabattre sur l'intermédiaire sympathique.

aûra de grands résultats. Il y a des maladies de Basedow dues à une simple obstruction des lymphatiques, qui amène une rétention des produits glandulaires et leur dégorgement secondaire dans le sang (Renaut). Il y a thyrohémie — comme ailleurs il y a cholhémie — et le débridement des lymphatiques est comparable au dégagement du canal cholédoque.

CONCLUSIONS

Il existe à n'en pas douter une relation de cause à effet entre le bon fonctionnement de la glande thyroïde et les facultés psychiques. Et cette glande n'a pas sur le cerveau une simple action sympathique ou réflexe comme par exemple l'ovaire, l'utérus, mais elle a une influence directe et intime sur le développement d'abord, la nutrition ensuite des cellules nerveuses. Nous n'en voulons pour preuves que les faits bien connus et aujourd'hui bien interprétés de crétinisme ou déchéance intellectuelle coïncidant avec une thyroïde goitreuse ou insuffisante.

Chez l'adulte la perversion thyroïdienne produit encore des troubles psychiques d'une tout autre physionomie (goitre exophtalmique).

Entre le crétinisme myxœdémateux et la maladie de Basedow, il existe toute une série d'accidents nerveux intermédiaires qui ont avec ces affections un lien commun : à savoir une altération de la fonction thyroïdienne. Nous avons fait des hypothèses sur leur mécanisme intime ; mais en tout cas leur traitement causal est celui de l'affection thyroïdienne.

Nous avons donné onze exemples d'opérations ayant guéri des troubles psychiques intenses, dont plusieurs particulièrement intéressants tirés de la clinique du professeur Poncet.

Nous sommes convaincu qu'il existe de nombreux aliénés thyroïdiens, qu'il y a lieu de les rechercher dans les asiles pour les faire bénéficier du traitement chirurgical, le plus important actuellement. De nouvelles recherches sont à faire dans ce sens.

LE DOYEN :
LORTET

Vu, bon à imprimer :

LE PRÉSIDENT DE THÈSE,
PONCET

LE RECTEUR,
G. COMPAYRÉ

Lyon, le 13 février 1897.

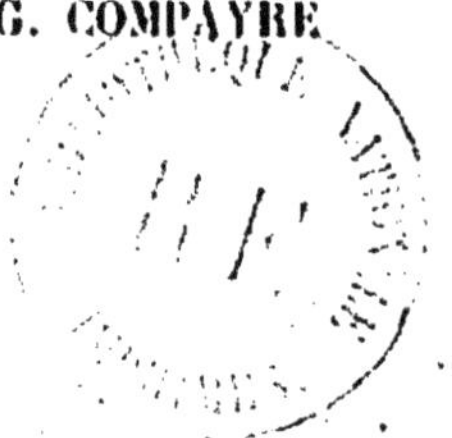

BIBLIOGRAPHIE

Nous ne citons ici que les principaux ouvrages dont nous nous sommes servi. Pour une bibliographie plus complète voir les thèses de Bérard (Lyon 1896) et Guiart (Paris 1896).

ALLEN STAR. . . . . *Med. News*, avril 1896, *Nature et traitement du goître exophtalmique.*

AMY . . . . Th Paris, 1895. *Essai sur mal. de Basedow.*

AUGIER . . . . . . Th. Lyon 1892. *Thyroïdectomie partielle.*

BALLET ET ENRIQUEZ . . *Divers in sem. méd.* 1894-95-96 et *Méd. mod.* 1895-96.

BAUMANN . . . . . *Sem. méd.* 1896. *Thyro-iodine.*

BÉRARD . . . . . . Th. Lyon 1896-97. *Chirurgie du goître.*

BERTOYE. . . . . . Th. de Lyon 1888. (Fièvre dans le goître exophtalmique.)

BIENFAIT. . . . . . *Gaz méd. de Liège*, mars 1895. (Centre bulbaire basedowien comprenant noyaux du pneumogastrique et du sympathique.)

BOINET ET SIBERT. . . *Revue de méd.* janvier 1892. (Ptomaïnes urinaires dans mal. de Basedow.)

BOOTH . . . . *J. of nervous and mental diseases.* 1894. — Thyroïdectomie dans m. Basedow.

BOURNEVILLE . . . . *Archives de Neurologie de 1881 à 1896*, *Progrès médical.* (Idiotie myxœdémateuse.)

BRISSAUD . . . . . Leçons sur les maladies nerveuses 1895. Congrès de Bordeaux 1896.

BRUCE ET MACPHAIL . *Sem. méd.* 1894. (Médic. thyroïdienne chez aliénés variés.)

CLOUSTOU . . . . . . *J. of mental science 1894*. (Troubles mentaux dans la myxœdème.)

DEBOVE . . . . Soc. méd. des hôpitaux janvier 1897. (Un cas de mort après opération pour goître exophtalmique.)

DE VLACCOS . . . . *Chirurgie du goître*. Paris 1895.

DUHAMEL . . . . . . Th. de Paris 1894 *Du faux goître exophtalmique*.

DURAND . . . . Th. Paris 1895. *Chirurgie du goître exophtalmique*.

FÉLIX. . . . . Th. Paris 1895-6. (Myxœdème associé à M. de Basedow.

GÉRARD . . . . Th. Lyon 1893. Exothyropexie.

GLEY . . . . Passim, notamment *Archiv. de physiol.* et Soc. de biologie depuis 1891.

GUIART . . . . Th. Paris 1895-6. Thyroïde chez sélaciens et chez vertébrés.

GUYON . . . . *Arch. de physiol.* 1868 Arrêt de la circulation carotidienne pendant l'effort prolongé.

HAYEM . . . . Soc. méd. des Hôpit. février 1888 (Leucocythémie et goître).

JABOULAY . . . . . . Passim, notamment Soc. chirurgie 1894. Acad. de méd. 1894. *Médecine mod.* 1893 et 1894. *Lyon méd.* depuis 1893.

JOFFROY . . . . *Gaz. des hôpit.* 1891. *Prog. méd.* 1893 (Troubles nerveux d'origine thyroïdienne).

LEBRETON ET VAQUEZ. . *Sem. méd.* 1895. Modific. du sang dans le myxœdème.

LÉPINE . . . . *Sem méd.* 1896 p. 57. Médication thyroïdienne.

MAIGNIEN . . . . . . C. R. Ac. des sc. 1843 t. XIV et XVI (Rôle mécaniq. de thyroïde pendant la croissance).

MARTIN (Raymond). . Th. Paris 1889-90. Troubles psychiques dans la m. de Basedow.

MAUDE . . . . *Jl of mental sc.* 1896. Etat mental dans la m. de Basedow.

MICULIZC. . . . . . Congrès de Berlin 17 avril 1895. (Diagnostic de mal. de Basedow par troubles psychoneuropathiques et guérison de ceux-ci par le traitement chirurgical).

Morrotoune . . . . Wratsch. 37. Thyro-nucléo-albumine.

Notkine. . . . . . . *Sem. méd.* avril 1895. Thyroprotéide.

Poncet . . . . Passim, surtout *Lyon méd.* depuis 1887. C. R. Acad. de méd. juin 1894. *Méd. mod.* (avec Brissaud) 1894.

Ravé. . . . . Th. Lyon 1894-5 (n° 1016). Thyro-éréthisme.

Renaut . . . . (In th. de Bertoye et de Rivière) et Congrès de Bordeaux 1895.

Reverdin . . . . . . *Revue de chir.* 1892. *Sem. méd.* 1881-1886. Myxœdème.

Revilliod . . . . . *Revue méd.* de la Suisse romande 1895. (Thyroprotéidisme et thyroïdisme).

Rivière . . . . Th. Lyon 1893. Anatomie des goitres.

Sanquirико et Canalis . *Gazetta delle Cliniste* 1895. (Rôle mécaniq. de la thyroïde.)

Solary . . . . Th. Paris 1894. Chirurgie du g. exophtalmiq.

Tailhefer . . . . . Th. Toulouse 1894-5. Goitre génital chez la femme.

Telfort Smith. . . . *Brit. med. J.* 1896. (Idiots pouvant se rattacher aux crétins).

Verdan . . . . Th. Paris 1864.

Walther . . . . . *Prog. méd.* 1896. (Analogie de thyroïdisme avec cocaïnisme.)

www.ingramcontent.com/pod-product-compliance
Ingram Content Group UK Ltd.
Pitfield, Milton Keynes, MK11 3LW, UK
UKHW020340220726
13923UKWH00004B/1503